NOUVELLE MÉTHODE

TRACTION INSTRUMENTALE

ET

MANUELLE COMBINÉES

DANS L'ACCOUCHEMENT

PAR

LE DOCTEUR PROS

(DE LA ROCHELLE)

Ancien Chirurgien de la marine, Professeur d'accouchement, Chevalier de la Légion d'honneur, Officier d'académie, etc.

Primo non nocere.

PRIX : 1 fr. 50.

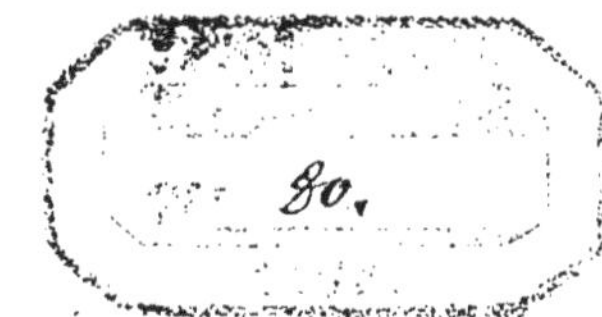

PARIS

LIBRAIRIE OCTAVE DOIN

PLACE DE L'ÉCOLE DE MÉDECINE, 2, RUE ANTOINE-DUBOIS

1875

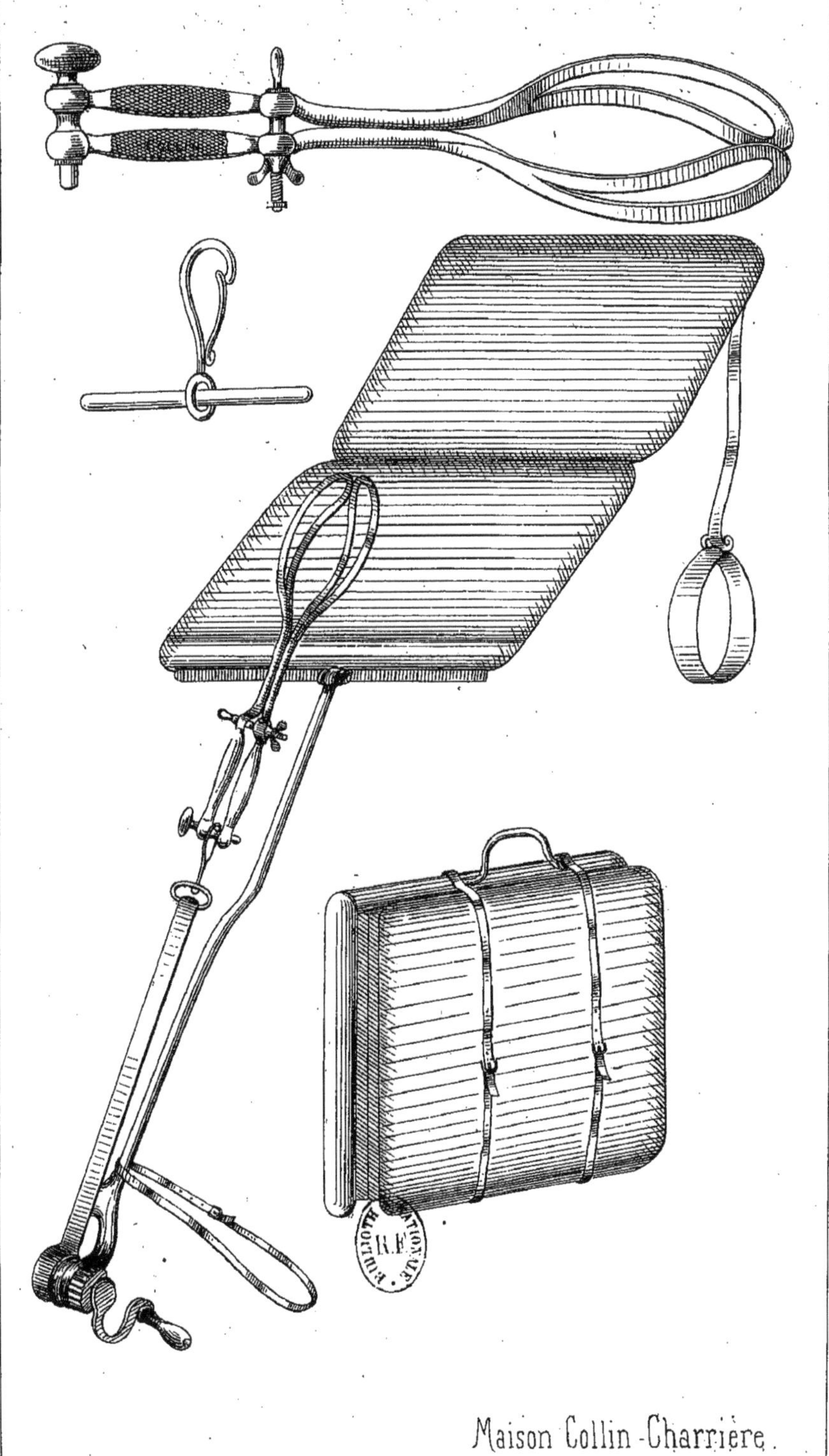
Maison Collin-Charrière.

NOUVELLE MÉTHODE

TRACTION INSTRUMENTALE

ET

MANUELLE COMBINÉES

DANS L'ACCOUCHEMENT

PAR

LE DOCTEUR PROS

(DE LA ROCHELLE)

Ancien Chirurgien de la marine, Professeur d'accouchement, Chevalier de la Légion d'honneur, Officier d'académie, etc.

Primo non nocere.

PRIX : 1 fr. 50.

PARIS

LIBRAIRIE OCTAVE DOIN

PLACE DE L'ÉCOLE DE MÉDECINE, 2, RUE ANTOINE-DUBOIS

—

1875

AVANT-PROPOS

Le 11 août de l'année dernière, en présentant mon appareil obstétrical à l'académie de médecine, je déposais une courte description de cet appareil et je disais :

En terminant ce simple exposé, je ne crois pas devoir me dispenser d'expliquer, en peu de mots, le but multiple que je me suis proposé en faisant établir mon appareil obstétrical :

1° Epargner, autant que possible, à la femme en travail d'accouchement, dans certains cas, des compressions aussi douloureuses que dangereuses ; celles-ci ne portant que sur des points trop limités ;

2° Se ménager toutes les chances favorables pour éviter la mutilation de l'enfant, dans quelques cas graves de dystocie ;

3° Permettre toujours à l'accoucheur de terminer un accouchement par le forceps, cet accouchement ne nécessitant de sa part qu'un grand déploiement de forces ou une céphalotomie préalable ;

4° Agir dans les cas les plus graves comme dans les plus simples, toutes fois que l'on fera usage de mon appareil obstétrical complet, avec méthode et la plus grande précision, qu'il faille terminer lentement ou promptement un accouchement.

Telles étaient alors mes convictions, sur la valeur des tractions mécaniques, en obstétrique. Depuis, ces convictions, loin d'avoir changé, se sont fortifiées ; et c'est en les prenant en considération que le 17 juillet dernier, M. Pajot a bien voulu me permettre de faire connaître, à son cours, mon appareil obstétrical, en exécutant, sous ses yeux, et en présence de ses élèves, quelques manœuvres à l'aide de cet appareil. Je me permets, ici, de remercier l'illustre professeur, dont je connaissais déjà toute la bienveillance. Je remercie également le nombreux auditoire dont j'ai occupé l'attention, pendant quelques instants. Il m'a généreusement témoigné qu'il avait reconnu, en moi, l'hôte de son professeur de prédilection. J'ai besoin de plus, d'offrir la sincère expression de ma reconnaissance à M. le professeur Tarnier, ainsi qu'à M. le docteur Verrier de Villers, rédacteur de la *Gazette Obstétricale*, pour les encouragements flatteurs qu'ils m'ont donnés, pendant mes études sur l'emploi de la force artificielle, dans les accouchements.

Je réunis dans cette petite brochure, quelques articles qui ont paru dans le *Bulletin thérapeutique*, dans la *Gazette Obstétricale* et dans celle des *Hôpitaux*. A ces articles, j'ajoute l'exposé d'une méthode que je crois rationnel de proposer à tout médecin qui voudra faire usage de mon appareil obstétrical, complet ou non. Comme on le verra par les observations qui font suite à cet exposé, ma méthode ne repose pas sur des vues théoriques, seulement ; mais bien aussi, sur des faits pratiques, dont l'authenticité ne saurait être mise en doute. Et ne serait-ce qu'à titre d'enseignement, ces faits ne peuvent être sans valeur , pour tout médecin qui voudra les juger , avec impartialité.

Je laisse presqu'aux dessins de mon appareil , à le faire connaître , pour m'épargner une description aussi longue que fastidieuse et, peut-être, à peine compréhensible.

Je prie mes lecteurs de ne pas croire que je ne demande qu'à instrumenter sur des malades en travail d'accouchement. Loin de là , je défie qui que ce soit , m'ayant vu à l'œuvre , ou non, de me prouver que j'aie jamais failli , volontairement , à cette maxime qui en obstétrique , surtout ', trouve si bien sa place : *Occasio præceps*. En cela , j'ai toujours fait mes efforts pour me conformer au précepte que Moreau mit en pratique , pendant sa longue carrière. Un jour qu'un de ses clients le félicitait de ses nombreux succès , dans l'art des accouchements , il répondit : *J'ai su attendre.* Oui en obstétrique , sachons attendre ; car il est bien difficile souvent, de savoir quand et comment on doit agir. Sachons attendre pour ne pas méconnaître les ressources infinies de la nature, dans certains cas. Sachons attendre enfin, ne serait-ce que pour nous épargner les angoisses de compromettre , peut - être, par une intervention inopportune , l'existence d'un enfant ou de sa mère , aussi bien que de la mère et de l'enfant , tout à la fois.

Mais quand le moment est venu de nous imposer un devoir bien douloureux , parfois , pour obtenir un résultat devenu désormais indispensable ; quel qu'il soit , prévu ou non , ce résultat , il faut l'obtenir , en en bravant tous les dangers. Plus de temporisation donc , pas de faiblesse, surtout. Ce qui pour d'autres pourra passer pour insuccès , sera pour nous souvent la mesure de leur ignorance, pour ne pas dire davantage.

Je viens de faire , presque , une profession de foi.

Puisqu'elle n'est pas entière, complètons là. Je veux bien ignorer si j'apporte quelque lueur à la théorie de la question qui m'occupe. Mais ce dont je suis certain : c'est de n'avoir rien emprunté à mes devanciers pour établir mon appareil obstétrical. L'idée de la tige mobile comme celle du cadre-lit, sont toutes de moi. Et si j'ai donné aux cuillers de mon forceps à peu de choses près, la forme de celles du forceps Levret : cet instrument n'en a pas moins, dans l'espèce, son originalité. Aussi ne m'a-t-on pas vu faire de la réclame, en me posant comme le spécialiste *des tracteurs de mes confrères*.

RÉFLEXIONS

SUR L'EMPLOI DE LA FORCE ARTIFICIELLE

DANS LES ACCOUCHEMENTS

Les avantages que l'on peut et que l'on doit retirer de la force artificielle, en obstétrique, ne sont plus à démontrer. MM. Chassagny, Joulin, Tarnier en ont fourni des preuves nombreuses.

Ne voulant pas chercher à établir la statistique de toutes les réussites connues, pouvant justifier l'utilité des tractions mécaniques, pour terminer certains accouchements, je me bornerai à poser les questions suivantes :

En 1864, M. Chassagny n'est-il pas venu à l'Ecole pratique de Paris, riche de quatre-vingt-dix faits de dystocie, sur lesquels, par sa méthode de tractions mécaniques, il n'avait eu à déplorer que la mort de deux mères ? N'avait-il pas, en opérant sur des femmes offrant des bassins rétrécis, n'ayant que 7 à 8 centimètres, par exemple, obtenu des enfants vivants ? N'avait-il pas rendu mères des femmes qui, avant d'être soumises à sa méthode, n'avaient jamais pu mettre au monde des enfants vivants? Et plusieurs, qui avaient subi les deux méthodes obstétricales, dans des accouchements laborieux, n'avaient-elles pas, d'après le praticien convaincu, redemandé son nouvel instrument?

Pourquoi donc l'usage des tractions mécaniques n'est-il pas, pour ainsi dire, passé plus avant dans les mœurs, dans la pratique des accoucheurs? Ces accoucheurs ne se voient-ils pas, trop souvent, condamnés à imposer à leurs patientes des opérations assez fréquemment funestes à ces dernières et qui, toujours, tuent l'enfant dans leur sein? Ne serait-ce pas le cas de dire avec M. Joulin que les répulsions qu'inspirent les tractions mécaniques, dans les accouchements, sont plutôt instinctives, que raisonnées?

Mais, il faut bien le reconnaître, peut-être ces répulsions auraient cessé, si les habiles praticiens qui ont fait et font usage des tractions mécaniques, s'étaient attachés à profiter des objections faites à leur méthode, au lieu de la croire inattaquable.

En ce qui nous concerne, voyons si les tractions faites par notre système méritent toutes, sans restrictions, les objections qui vont suivre.

Première objection. — Les machines enlèvent à l'accoucheur le sentiment des résistances, qu'il y a avantage à conserver.

Seul l'emploi du dynamomètre pourrait, je crois, renverser cette première objection. Mais que fait donc de bien supérieur aux machines, l'accoucheur, même le plus habile, lorsque, se servant du forceps, il lui faut prendre du pied un point d'appui sur le sol ou près de la résistance qu'il veut vaincre? Que fait-il surtout de bien supérieur à ce que l'on veut apppeler une *force aveugle*, quand il se trouve dans l'obligation de se faire tirer sur le corps par un homme vigoureux, alors que ses propres forces ne peuvent lui suffire, pour terminer un accouchement par le forceps ?

Il doit y avoir, si je ne m'abuse, un grand enseignement dans l'exposé qui va suivre, et qui est dû à M. Joulin : « J'ai fait, dit ce praticien dans son *Traité complet des accouchements*, l'expérience suivante, qui a duré deux minutes. Mon pied avait un point d'appui à la hauteur du sol, le dynanomètre a marqué :

Après	3 secondes,	60 kilog.	Après	67 secondes,	20 kilog.
—	10 —	45 —	—	77 —	30 —
—	15 —	60 —	—	79 —	40 —
—	30 —	30 —	—	92 —	30 —
—	30 —	40 —	—	110 —	50 —
—	44 —	20 —	—	120 —	20 —
	Repos, 10 secondes.			Fatigue vive.	

Je n'insiste pas, mais je me crois autorisé à dire que l'accoucheur n'a pas le droit de sacrifier l'enfant parce que, seules, ses forces physiques lui font défaut, pour l'extraire des organes maternels. Que de causes, en effet, isolées ou multiples, peuvent lui en imposer dans ce cas ! Je puis citer ce fait d'un vieux praticien qui, pour ne pas se refuser, malgré son grand âge, à faire des accouchements, avoue que, quand il lui faut faire usage de son forceps, il met en pratique la méthode de Joulin, dont ce dernier, cependant, n'usait que dans les cas extrêmes.

Deuxième objection. — Les machines ne tirent que dans une seule direction, leur point d'appui (genoux, ischions) étant toujours le même.

La tige mobile de mon appareil et le point d'appui qu'elle prend sur le cadre-lit qui doit recevoir, dans une position méthodique, la patiente, me dispensent suffisamment de répondre à cette deuxième objection. Ai-je besoin de faire remarquer combien ma tige mobile répondra aux vues de l'accoucheur, lorsqu'il aura besoin d'exercer des tractions plus ou moins énergiques sur une tête saisie au détroit supérieur, quand, pour tirer dans ce détroit, il lui faudra presque se mettre dans une position accroupie ?

Je sais les expériences de MM. Delore et Berne (de Lyon), lesquelles prouvent l'importance, pour l'accoucheur, de ne pas tirer sur son forceps dans une seule direction, dans l'horizontale surtout, ni sans imprimer à son instrument des mouvements de latéralité. Avec mon appareil complet ou mon forceps seul, mais aidé de son porte-mousqueton à rotation et de sa barre supplémentaire, non-seulement l'accoucheur pourra agir dans la direction des axes du grand et du petit bassin, comme de celui de la vulve, mais encore imprimer à son instrument des mouvements de latéralité. A ces derniers, n'est-il pas préférable de substituer ceux de rotation du forceps sur son axe, rotation qui, lorsqu'elle ne s'opérera pas d'elle-même, pendant les tractions faites sur l'instrument, pourra être aidée de la main, au gré de l'accoucheur ?

Peut-être m'accusera-t-on de ne pas avoir tenu un compte suffisant des expériences faites en 1864 à l'École pratique de Paris par M. Chassagny, expériences dont M. le docteur Verrier a donné, le 30 mai de la même année, la relation dans l'*Abeille médicale*. Cette relation, faite avec une véritable élévation de vues et d'intention, est assurément bien digne d'encourager ceux qui croient être entrés dans une voie de progrès, à s'y maintenir, ce à quoi le savant docteur M. Chassagny n'a pas manqué. Aussi a-t-il démontré clairement le danger qu'il y a de tirer en bas et en arrière à l'aide d'un forceps à branches courbes. Avec pareil instrument, en effet, les résultantes successives des efforts de traction commandent d'agir tout différemment. Mais, je me permets de le dire, avec un forceps à branches droites et dont les cuillers offrent, sur leurs bords, une courbure peu prononcée, il ne peut en être de même. Aussi l'accoucheur doit-il d'abord tirer selon l'axe (ligne droite) du grand bassin, la tête étant retenue au détroit supérieur, et ensuite selon les axes brisés, en ligne courbe, de ce bassin comme de la filière de l'excavation pelvienne et de celle périnéo-vulvaire distendue. En un mot, l'accoucheur devra faire passer les efforts de ses tractions par le centre des anneaux du grand et du petit bassin, ainsi que par celui de la filière périnéo-vulvaire, anneaux qu'il faut considérer comme se touchant presque en avant, en s'appuyant sur la table postérieure du corps des pubis, et s'écartant en arrière, les uns des autres, en raison de l'étendue d'une courbe qui, partant du milieu de l'angle promontoire, passerait par celui de la courbure sacro-coccygienne et par celui du périnée largement distendu.

Peut-être me suis-je mal expliqué dans tout ce qui précède, mais je n'en comprends pas moins très-bien que si, avec le forceps officiel (si je puis m'exprimer ainsi) de nos illustres maîtres MM. P. Dubois et Velpeau, on saisit une tête arrêtée au détroit supérieur du bassin et que l'on cherche à la faire descendre par des tractions exercées en bas et en arrière, au lieu de l'engager au-dessous des pubis, on la forcera plutôt à s'arrêter au-dessus d'eux. Sans doute, par des efforts de traction soutenus, cette tête finira bien par être attirée en bas. Mais dans quelles conditions, autant pour la mère que pour l'enfant? Conditions qui seront évitées si l'accoucheur, se servant d'un forceps à courbure des cuillers peu prononcée et à branches droites, suit la méthode que j'ai exposée, bien qu'elle diffère de celle que réclame l'emploi du forceps ordinaire.

Il a été objecté aussi que sous l'influence des tractions mécaniques le forceps est sujet à déraper. Avec mon appareil, à moins de rétrécissements considérables du bassin ou de volume excessif de la tête de l'enfant, je crois que cet accident sera très-rare, surtout si l'accoucheur agit avec méthode, d'une manière continue et aussi lentement qu'il le devra faire. Du reste, il est évident qu'il arrêtera ses tractions dès qu'il sera menacé de voir son forceps sortir, à vide, des organes maternels.

Mon forceps peut-il comprimer la tête de l'enfant au-delà de la volonté de l'accoucheur ? Non.

Du reste, sans prétendre combattre les principales objections contre l'emploi des tractions mécaniques, pour terminer certains accouchements laborieux, j'ai l'espoir qu'avec mon appareil bien dirigé, l'accoucheur, le plus souvent, ne dépassera pas la force de 50 kilogrammes, qui est probablement celle *maximâ* des contractions de l'utérus, pendant l'accouchement. Et ce qui mérite d'être pris en sérieuse considération, c'est qu'à moins d'impuissance absolue, l'accoucheur qui aura recours à son intervention pourra ne jamais laisser, trop longtemps, les tissus maternels, sous l'influence d'une trop forte pression.

Forces instrumentales et manuelles combinées, soutenues ou intermittentes dans l'accouchement.

Comme on va le voir, je combats, de même que d'autres praticiens l'ont fait, l'usage, en tant que pouvant être abusif, du céphalotribe. J'y suis d'autant plus autorisé que je sais, pertinemment, que M. Pajot, lui-même, n'est nullement le partisan de ce dangereux instrument, dont il se sert, cependant, dans les cas les plus difficiles, avec un talent inimitable.

Je me permets de ne pas terminer cette sorte d'avant-propos sans poser en fait qu'en formant des accoucheurs dignes de son haut enseignement, l'illustre professeur, M. Pajot, leur donne autant le droit d'avoir recours aux tractions mécaniques pour terminer heureusement certains accouchements, que de savoir s'en abtenir.

La question des tractions mécaniques, en obstétrique, est décidément à l'ordre du jour et s'annonce comme devant être prise en sérieuse considération. Tout dernièrement, M. le docteur Guéniot dans un premier travail qu'il a lu à la Société de chirurgie, en a reconnu *le principe comme étant logique et légitime.* C'est presque assez pour le moment, et ce serait tout pour l'avenir, si, déjà d'habiles accoucheurs, dont je n'ai plus besoin de citer les noms, ne s'étaient posés, en maîtres, les promoteurs d'une méthode qui leur a donné de nombreuses réussites.

En attendant que d'autres praticiens acceptent, comme devant s'élever à la hauteur d'un véritable progrès, la révolution qui s'accomplit, sous leurs yeux, le céphalotribe est enfin battu en brèche. Ce barbare instrument, *même perfectionné*, n'aura bientôt plus sa raison d'être que dans les cas exceptionnels. Toujours il tue l'enfant des mères sur lesquelles on l'emploie, sans laisser à ces dernières, même la consolation de pouvoir se dire : Mon enfant est mort en venant au monde ! Non ! quand le céphalotribe ne les tue pas elles-mêmes, plus de trente fois sur cent, ils les condamne à ne plus oublier qu'on a tué leur enfant, en lui broyant les os, dans leur sein.

Puissent donc les broyeurs d'enfants être remplacés, autant que possible, à l'avenir, par les tracteurs obstétricaux. Ce sera plus humain et plus digne de notre art. Car, comme l'a fort bien exposé M. le docteur

Guéniot, *une machine bien réglée, dont l'intensité variera au gré de l'accoucheur, pourra rendre d'incontestables services.* Nul doute qu'en parlant ainsi, cet honorable confrère n'ait voulu dire: Autant pour la mère que pour l'enfant.

Eh bien, si cette machine n'existe pas encore, pour tout le monde, elle sera. Quand il l'aura bien comprise, peut-être, l'accoucheur obligé de recourir à son forceps, trente fois sur cent, la substituera-t-il à sa propre action manuelle, *si souvent trompeuse et aveugle.*

De faible constitution, malade ou seulement fatigué, il pourra faire, sans peine, sur ses malades une opération obstétricale, quand il en sentira la nécessité, à l'aide de son forceps; et le plus souvent, il fera par une *méthode conservatrice.* S'il est avancé en âge, et que ses malades, pleines de confiance, veuillent toujours bénéficier de son expérience, il ne sera pas obligé, alors que son forceps restera impuissant entre ses mains, de croire ou de se dire : *Voilà un cas exceptionnel, il faut broyer la tête de l'enfant, pour sauver la mère !*

Que les bons praticiens acceptent donc, comme pouvant être très-rationnelle, l'intervention de la machine, dans l'art des accouchements, qu'ils étudient cette machine, et ils reconnaîtront bientôt qu'elle n'est autre entre leurs mains qu'un instrument intelligent ; en lui donnant pour moteur leur propre sensibilité, leur tact médico-chirurgical, elle ne marchera qu'au gré de leur expérience et leur sera docile. Loin de la bannir de la pratique des accouchements, ils en rechercheront l'emploi, presque aussi souvent qu'ils auront besoin de faire usage de leur forceps. Mais, pour ne plus accuser cette machine de ne produire qu'une force aveugle, pouvant être par trop brutale, pourquoi n'en limiterait-on pas la puissance à celle de 70 ou 80 kilogr., environ ?

J'ai résolu dans ce sens, à ma manière, le problème de l'emploi de la force artificielle, en obstétrique. Je donne aussi l'assurance qu'instantanément l'accoucheur pourra, à son gré, non-seulement faire cesser ses tractions, *mais les annuler complètement*. Instantanément, aussi, il aura la faculté de redevenir maître de son forceps pour terminer par une traction manuelle un accouchement commencé avec le secours de son tracteur. Du reste, la durée de l'action de ce dernier sera toujours très-limitée, à moins qu'elle ne soit intermittente ; cas dans lequel elle n'en sera pas moins conduite avec le plus méthodique discernement. Inutile d'ajouter que je repousse la trop grande prolongation des tractions énergiques, même dans les accouchements les plus laborieux. Je repousse surtout toutes tractions mécaniques, lorsque la tête de l'enfant, sur laquelle elles portent, est descendue sur le plancher du bassin. Souvent même l'accoucheur pourra ou devra retirer son forceps à vide des organes maternels, pour abandonner ensuite à la nature le reste du travail dont le début avait nécessité son intervention.

De cette manière, fidèle imitateur de l'accouchement physiologique, autant que possible, l'accoucheur n'agira pas comme un *déboucheur à tout rompre*.

J'ai publié ce qui précède dans le *bulletin de thérapeutique* et dans la *Gazette des hôpitaux*. Ce qui va suivre a paru dans la *Gazette obstétricale*.

REVUE GÉNÉRALE.

Le *Bulletin général de thérapeutique* des 15 et 30 avril dernier, contient un travail original de M. le docteur Pros, de la Rochelle, sur la méthode des tractions soutenues, qui paraît être en ce moment à l'ordre du jour.

Invité par nous à vouloir bien nous faire connaître l'appareil obstétrical dont il est l'inventeur, M. Pros est venu faire ses démonstrations expérimentales devant nos élèves réunis dans notre amphithéâtre particulier. Nous saisissons cette occasion pour le remercier de son obligeance.

Après une séance de près d'une heure, tous les assistants sont partis convaincus que, si l'appareil de M. Pros ne peut suffire à tous les cas de dystocie, il réduit notablement le champ de l'embryotomie et, par le point d'appui pris sur le *cadre-lit* en dehors de la femme, il expose celle-ci à un traumatisme moindre que ne le font les autres appareils à tractions, qui prennent leur point d'appui sur les ischions ou les genoux de la patiente.

En outre, les cuillers du forceps de M. Pros étant peu courbées, rendent facile la rotation de la tête dans l'excavation, mais, par cela même, plus difficile, l'application de l'instrument au détroit supérieur.

Un reproche, suivant nous, peut être adressé à l'appareil de M. Pros : c'est l'absence de dynanomètre pour graduer la force à employer. Il est vrai que M. Pros y supplée par une grande habileté pratique, mais en serait-il toujours de même d'un autre opérateur ?

Cette habileté de M. Pros en obstétrique opératoire est aussi démontrée par les applications obliques de son instrument qu'il ne craint pas de faire au détroit supérieur dans des bassins modérément rétrécis. Il pense que, comprimant ainsi le diamètre bi-pariétal mieux que ne le feraient les parois elles-mêmes du bassin, il obtient une réduction plus forte et, conséquemment, une facilité plus grande d'engagement, alors que l'application directe, en réduisant le diamètre occipito-frontal, tend à augmenter le diamètre bi-pariétal qui correspond au diamètre rétréci du bassin.

Nous avions déjà vu cette méthode préconisée en Belgique ; nous n'y trouvons qu'un inconvénient : c'est l'impossibilité de l'application des branches dans un bassin sérieusement rétréci, puisque ces branches viennent encore, par leur épaisseur, rendre plus étroites les dimensions du diamètre antéro-postérieur dans lequel la tête du fœtus ne peut déjà s'engager, et nous croyons que, dans les bassins modérément rétrécis, l'application oblique est complètement inutile. La compression de la tête fœtale s'opère alors par la ceinture osseuse du bassin à la manière de l'anneau d'un porte-crayon, témoin dans l'accouchement spontané le chevauchement considérable des os que l'on trouve dans les bassins généralement étroits, ou bien la trace, sur un des pariétaux, de l'angle sacro-vertébral, quand le diamètre antéro-postérieur est notablement rétréci.

Quoi qu'il en soit, ceux qui ont eu l'avantage d'entendre M. Pros ont été comme nous saisis de la conviction profonde qui anime l'honorable professeur du cours des sages-femmes de la Rochelle.

CORRESPONDANCE.

(*Gazette obstétricale* du 5 juillet.)

Notre impartialité nous fait un devoir de publier la lettre suivante de M. le docteur Pros, de la Rochelle. Nous renvoyons le lecteur, pour la connaissance des faits dont il s'agit, à notre Revue française du 20 juin dernier.

A M. LE Dr VERRIER, RÉDACTEUR DE LA *Gazette obstétricale*, PROFESSEUR LIBRE A PARIS.

« La Rochelle, le 23 juin 1875.

» Mon cher et très-honoré Confrère,

» Je vous suis bien reconnaissant de votre compte-rendu de la séance dans laquelle je vous ai fait connaître, ainsi qu'à vos élèves, mon appareil obstétrical. Je voudrais mériter, sans restriction, les éloges que votre bienveillance confraternelle ne m'a pas épargnés; mais, laissons de côté mon humble personne.

» Je me permets de croire que, contrairement à votre opinion, mon forceps est d'un maniement très-facile au détroit supérieur, dans tous les cas de dystocie où son emploi est indiqué. J'y suis autorisé par l'expérience. J'admets aussi n'avoir nul besoin d'ajouter un dynamomètre à mon système de tractions; l'action du cliquet du treuil de ma tige mobile sur son engrenage en tenant lieu. Et, du reste, sous l'influence d'une traction de 40 kilogrammes environ, ma tige mobile se relève d'elle-même, comme pour indiquer à l'accoucheur le moment à partir duquel il doit agir avec circonspection.

» Comme je le démontrerai par la suite, j'ai l'espoir que, le plus souvent, l'accoucheur qui fera usage de mon appareil, dans certains cas de dystocie, ne sera pas obligé de dépasser une force de 50 à 60 kilogrammes.

» Je fonde cet espoir, non-seulement sur l'avantage de pouvoir agir avec mon forceps dans la direction de l'axe du grand comme du petit bassin, mais encore sur celui d'imprimer à mon gré des mouvements de latéralité à cet instrument, ou de rotation sur lui-même. Toutes ces manœuvres font à peine souffrir la malade, qui, par son propre poids, se trouve contenue sur le cadre de mon appareil, à la condition qu'elle y soit placée dans une position méthodique.

Veuillez agréer, etc. Dr Pros.

Méthode des tractions instrumentales et manuelles combinées.

J'arrive enfin à donner l'exposé de la méthode que j'applique à l'emploi de la force artificielle et manuelle, combinées. Cet exposé sera rapide et fait pour des médecins auxquels je puis parler à explications couvertes. Je dérogerai donc aux formes descriptives, dont se servent nos maîtres, dans leurs livres. Que n'ont-ils encore abordé, résolûment, la question des tractions mécaniques dans les accouchements. Je leur ferais de larges emprunts. Mais le moment où ils sortiront de leur réserve, n'est peut-être pas éloigné. Quoi qu'il en soit, le savant professeur M. Tarnier a pris sous sa protection la question qui m'occupe, en ce moment, et d'autant mieux qu'il admet qu'à l'aide d'une machine assez bien comprise pour qu'elle soit sans danger, autant pour les mères que pour les enfants, l'accoucheur pourra être plus habile que par sa simple action manuelle. Si le lecteur n'a pas vu dans ce qui précède, que j'ai exprimé la même pensée, je dois me reprocher de n'avoir pas su me faire comprendre.

Pour donner un exemple de ma manière d'agir à l'aide de mon appareil obstétrical, je me suppose avoir affaire à une malade qui, en travail d'accouchement, porterait au détroit supérieur, n'offrant que 9 centimètres dans son diamètre sacro-pubien, un enfant ayant la tête peu réductible et dont le diamètre bi-pariétal serait de 10 centimètres.

Dans ce cas, je disposerais d'abord mon cadre-lit, sur une table garnie d'un matelas ou tout simplement en travers au pied du lit de la malade, celui-ci formant un plan égal et convenablement résistant. En face de ce lit, je placerais deux chaises séparées l'une de l'autre de 35 à 40 centimètres ; et en avant de ces chaises, une troisième de même hauteur et mieux un peu plus basse. Ensuite je poserais la patiente sur le cadre-lit de manière à ce que le diamètre coccy-pubien de son bassin, tombât perpendiculairement, au milieu de la barre antérieure de ce cadre, et ayant fait reposer les pieds de la patiente sur les chaises déjà placées, je m'assoierais dans la troisième. Tout étant ainsi disposé, par son poids seul ou par les bracelets supplémentaires du cadre ou par le secours de deux aides qui la maintiendraient d'une manière fixe, en lui appliquant une main sur chaque genou, la patiente serait établie dans une position très-favorable aux manœuvres qui devraient être faites sur elle. Alors tout pourrait être conduit avec une précision presque mathématique, d'autant plus grande, que l'accoucheur aurait fait choix d'un forceps à courbure du bord des cuillers peu prononcée. Tel est le mien que je tiens pour très maniable et très acceptable par tout praticien qui voudra l'étudier. Puis, j'appliquerais la branche à tenon de cet instrument, à l'extrémité droite du diamètre bi-pariétal de la tête de l'enfant à extraire, après avoir fait franchir à la cuiller de cette branche le milieu de la ligne innominée correspondante. Je placerais, nécessairement ensuite, la seconde branche de mon forceps à l'opposé de la première, et articulerais, par accomodation, les extrémités digitales de ces deux branches pour en maintenir les cuillers, dans un rapport fixe, avec la tête saisie. Ce qui ne pourrait se faire, définitivement, qu'en arrêtant par son écrou, dans les crochets des branches du forceps, sa barre transverse. Il n'est pas besoin de dire qu'ainsi disposée, cette barre marquerait très-exactement l'étendue du diamètre par lequel la tête serait prise, diamètre qu'il faudrait réduire d'un centimètre, avant d'agir par l'instrument.

Mais sans entrer encore en action, je dois faire remarquer que la tête de l'enfant arrêtée en quatrième position du sommet au détroit supérieur d'un bassin de 9 centimètres, ne pourrait être en position franche et qu'elle dépasserait de 3 centimètres au moins le corps du pubis. Disposition admirable pour qu'elle se fléchisse dès que des tractions seront exercées sur elle pour la faire descendre au dessous du détroit supérieur. Dans ce cas les tractions abaisseront la partie occipitale de la tête sur laquelle elles porteront de 3 ou 4 centimètres et ce sera tout. A moins que l'on ne veuille transformer un tracteur obstétrical, en un dangereux instrument et cette fois, autant pour la mère que pour l'enfant.

Je viens de raisonner dans l'hypothèse d'un bassin de 9 centimètres, d'une tête peu réductible, ayant un développement un peu augmenté et je suis arrivé à reconnaître, presque, l'impuissance ou le danger de la machine dans des conditions qui ne devraient pas être graves, en apparence, mais qui le sont en réalité. Comment, en effet, faire passer le diamètre perpendiculaire de la tête, augmenté de l'étendue du diamètre sterno-vertébral, d'un enfant à terme, par un troisième diamètre n'ayant que 9 centimètres, tout au plus ? En tirant avec énergie sur cette tête ? Sans doute ! Peut-être même cette tête pourra, par exception, s'accommoder du rétrécissement et s'engager si on la soumet à des tractions soutenues. Mais la femme n'en accouchera pas moins d'un enfant mort et éprouvera ensuite, le plus souvent, toutes les conséquences de la grave opération qu'elle aura subie. Alors, peut-être, son auteur bien heureux d'avoir pu terminer son laborieux accouchement s'en attribuera tout le mérite. Mais quelle méthode aura-t-il suivie ? Aucune, digne de la situation.

Avant tout et surtout en accouchement ayons donc

une méthode un peu plus rationnelle. Pendant un accouchement difficile on a si souvent tant de temps à sa disposition , pour pouvoir agir, d'une manière au moins passable , pourquoi ne pas en profiter ? Ayons une méthode appropriée aux difficultés pour terminer certains accouchements , car il faut le plus possible renoncer à tuer les enfants , au travers de l'existence de leurs mères. Au détroit supérieur , retréci ou non , une tête est bien plus maniable que dans l'excavation du bassin où elle l'est souvent, néanmoins. Sachons nous convaincre de cette vérité , pour faire des manœuvres favorables à l'accouchement.

J'ai peut-être un peu chargé les difficultés et dangers de l'accouchement dans le cas surtout que j'ai pris pour exemple , mais je ne l'ai pas fait sans motif. Je reviens donc à cet accouchement que j'ai laissé aussitôt, presque, que commencé. Pour le terminer je mettrais la tête de l'enfant en position transversale franche et la convexité par conséquent du plat des cuillers de mon forceps , étant de l'une en avant et de l'autre en arrière du grand bassin , je donnerais aux branches de l'instrument la direction presque de l'axe de ce grand bassin. Ensuite pour opérer des tractions sur mon instrument , je m'aiderais de son porte-mousqueton et de sa barre supplémentaire , ou bien de préférence de sa tige mobile.

Dans le premier cas après avoir pris un point d'appui des genoux sur les chaises placées au devant du lit de la malade , je ferais des tractions dans la direction franche de l'axe du détroit supérieur, non sans imprimer à mon forceps des mouvements de latéralité ou de rotation sur son axe. Malgré la puissance de ces tractions, ainsi opérées , elles n'en seraient pas moins très-intelligentes et je ne les cesserais qu'après avoir amené la tête de l'enfant dans l'excavation pelvienne. A partir de ce moment, je diminuerais la pression instrumentale portant sur cette tête, jusqu'à la reprise de nouvelles tractions qui pourraient ne différer en rien de celles que l'accoucheur a l'habitude d'exécuter avec le forceps classique.

Dans le deuxième cas, voici comment je m'y prendrais : ma tige formant un angle droit avec la barre antérieure du cadre-lit, je placerais le porte-mousqueton de sa courroie sur le tenon de la branche droite de mon forceps ; je tendrais par l'action de son treuil, cette courroie et j'abaisserais dans la direction de l'axe du grand bassin, ma tige mobile. Ainsi placée je rendrais immobile, cette dernière, en mettant un pied sur l'extrémité de sa martingale, convenablement tendue, à cet effet. C'est alors que je déploierais sur mon forceps, d'abord une force de 10 kilogrammes, puis une seconde de la même intensité et ainsi de suite jusqu'à 70 ou 80 kilogrammes, s'il le fallait, pour obtenir un résultat désiré. Mais je ne dépasserais pas cette force. Et même dans le cas où j'aurais de sérieux motifs pour ne rien espérer de pareilles tractions, je n'y exposerais pas ma patiente. C'est-à-dire, que je ne me servirais de ma tige mobile et de son tracteur, que pour me faciliter une céphalotomie reconnue indispensable et en obtenir les meilleurs résultats.

Mais dans le cas et ce sera le plus fréquent, où la tête de l'enfant aurait franchi le détroit supérieur, je placerais ma tige mobile dans la direction de l'axe de l'excavation pelvienne. Et ayant attiré cette tête, je desserrerais l'écrou de la barre transverse de mon forceps et attendrais, quelques instants, pour recommencer de nouvelles manœuvres. En agissant ainsi, je n'aurais d'autre but que de laisser à la circulation cérébrale de l'enfant, le temps de se rétablir. Cette précaution prise, je terminerais l'accouchement à la main ou je l'abandonnerais à la nature.

Le cas que je viens de prendre pour exemple, ne pouvant me dispenser de donner les règles générales et particulières de ma méthode des tractions artificielles et manuelles combinées, voici ces règles :

Règles générales.

Tête fléchie ou défléchie, dans toutes les positions, tant au détroit supérieur que dans l'excavation du bassin. — Application de mon forceps sur la tête de l'enfant, dont le corps a franchi la vulve.

Avant d'aborder cette importante partie de mon travail, je crois devoir dire que :

1° Dans son ensemble mon appareil obstétrical est très portatif. Formé de deux feuillets entre lesquels les instruments nécessaires à l'accoucheur peuvent être contenus, il pèse 3 kilogrammes environ et ses dimensions sont de 50 centimètres de largeur sur 34 de longueur et 8 d'épaisseur. Muni des instruments qui le transforment en appareil obstétrical complet, son poids est d'un peu plus de 6 kilogrammes. Ouvert, il devient le cadre-lit dont j'ai déjà parlé. Les avantages qu'offre ce cadre à l'accoucheur ne sont plus à faire ressortir et il est permis de le regarder comme pouvant être utilisé, avantageusement, dans tous les cas d'opérations sur les organes génito-urinaires, aussi bien chez la femme que chez l'homme.

2° *Forceps.* — Je l'ai dit, plus haut, je tiens cet instrument pour très maniable, qu'il faille l'appliquer au détroit supérieur, dans l'excavation pelvienne ou à la vulve. Sa barre transverse, dont il faut savoir ne pas abuser, lui permet de répondre à de précieuses indications. Je lui ai donné le nom de forceps-rotateur, parce qu'il peut tourner, en tout sens, dans un bassin, ne s'écartant pas trop, par ses dimensions et sa forme, de celui que l'accoucheur est convenu d'appeler régulier.

3° *Tige mobile.* — Elle sera maintenue par la main gauche de l'opérateur, lorsqu'il portera la droite sur la poignée du treuil de cette tige. Mais pour en éviter les oscillations dans la traction du forceps, dont elle règle la direction, il est préférable de lui adapter une martingale. Cette précaution est même indispensable, dès que son treuil attire le forceps avec une certaine puissance.

Pour ne pas m'exposer à des redites, je prie le lecteur de se reporter à la page , ainsi qu'à ma lettre du 23 juin dernier à l'honorable M. le docteur Verrier. Dans cette lettre, j'ai fait observer que ma tige ne se lève que sous l'influence d'une traction de 40 kilogrammes; je dois le reconnaître, cependant, pour que cet effet ne se produise pas plus tôt, il faut que l'accoucheur développe un effort assez important à l'extrémité de la tige, effort qui devra être évité autant que possible.

Application de ma Méthode.

Au détroit supérieur. — Présentation du sommet. — Autant que possible, la tête du fœtus sera saisie par son diamètre bi-pariétal. Je dirai comment, bientôt. En attendant, j'ai besoin de faire remarquer que je n'accepte pas que l'application du forceps, surtout, celle du mien, soit aussi difficile à faire aux extrémités du diamètre bi-pariétal que l'a dit Joulin, dans son traité complet des accouchements, quand la tête se présente en position transversale franche du sommet.

Prise dans une position oblique ou antéro-postérieure, la tête devra être placée ensuite, en position transversale. Dans ce but, le forceps étant en rapport avec la tige mobile articulée à angle droit avec le cadre-lit, et la courroie de cette tige, se trouvant modérément tendue, le diamètre bi-pariétal devra être dirigé parallèlement au sacro-pubien du détroit supérieur.

Présentation de la face. — Dans cette présentation le forceps, appliqué aux extrêmités des diamètres bi-temporal et bi-pariétal, devra tomber presque perpendiculairement à la direction de ces diamètres. Puis le menton, s'il est en position postérieure droite, par exemple, sera mis en position transversale et sous les pubis, s'il est en avant.

Pour le maniement des cuillers du forceps dans l'intérieur de l'utérus, l'accoucheur se conformera au procédé Hatin. Dans le cas de mobilité extrême de la tête de l'enfant, l'opérateur obviera à cet inconvénient, le mieux qu'il le pourra faire. Du reste sa malade étant méthodiquement posée sur mon cadre - lit, les difficultés des manœuvres lui seront bien applanies.

Dans l'excavation pelvienne. — *Présentation du sommet.* — Dans les positions antérieures, comme dans les postérieures, les cuillers du forceps s'appliqueront aux extrêmités du diamètre bi-pariétal, la courbure de leurs bords regardant l'occiput. Pour les premières, ces cuillers seront mises, le plus possible, parallèlement au diamètre occipito-frontal de l'enfant et pour les secondes, au contraire, elles tomberont, presque perpendiculairement, à ce diamètre.

Ce que j'ai dit de l'application du forceps, sur la face, retenue au détroit supérieur lui est applicable, quand elle se présente, dans les mêmes positions, au-dessous de ce détroit.

Dans l'excavation pelvienne et au détroit supérieur. — Tout ou partie du corps de l'enfant, ayant franchi la vulve, que la face ou l'occiput regarde en avant ou en arrière du bassin, le forceps sera appliqué courbure des cuillers dirigée en bas, aux extrêmités du diamètre bipariétal. Cette méthode ne sera mise en œuvre, le plus souvent, que quand la face regardera en avant. Dans le cas contraire, même quand le menton serait retenu au-dessus du détroit supérieur l'accoucheur saura, presque toujours, se suffir sans avoir recours à son forceps.

Régles particulières de l'application de cette méthode, dans chaque position du sommet et de la face.

Au détroit supérieur. — Dans toutes les positions postérieures et antérieures du sommet, la tête étant saisie, comme je l'ai dit plus haut, et la tige mobile de l'appareil faisant office d'un levier, par son propre poids, l'accoucheur agissant sur la barre transverse de son forceps, mettra cette tête, plus ou moins lentement et avec temps d'arrêt, en position transversale franche. Alors la courroie de la tige modérément tendue et fixée par le cliquet du treuil, cette dernière, sera placée sans efforts, presque, dans la direction de l'axe du détroit supérieur. Les choses étant ainsi, l'abaissement de la tête sera obtenu ou tenté par l'action du treuil sur la courroie ou pour mieux dire, sur le forceps. Le cliquet ayant frappé trois, quatre, cinq ou six fois sur son engrenage, l'accoucheur sera autorisé à ne plus insister sur ses tractions. S'il ne se décide à pratiquer la céphalatomie de suite, il ne changera rien à la position établie ; mais réduira sa force de traction, à celle de vingt kilogrammes. Ensuite il agira d'une manière intermittente, jusqu'au moment où, s'il ne peut s'en dispenser, il pratiquera la perforation du crâne. Dans ce cas, il se trouvera bien aidé par l'appareil pour achever de délivrer sa malade; car, à moins d'un rétrécissement considérable du bassin, l'intervention du céphalotribe lui sera inutile.

Dans la position transversale, l'accoucheur saisissant la branche à tenon de son forceps l'appliquera, courbure du bord de la cuiller en avant, à l'extrémité du diamètre bi-pariétal. Cette manœuvre ne pourra être exécutée qu'après que le praticien aura franchi, à droite ou à gauche, le milieu de la ligne innommée, pour contourner la face ou l'occiput de l'enfant à l'aide de la cuiller de son instrument dont la seconde sera ensuite placée en arrière, parallèlement à la première.

Présentation de la face. — Si le menton regarde en arrière et à droite, le forceps étant appliqué aux extrémités des diamètres bi-temporal et bi-pariétal, l'accoucheur devra par une traction lente et modérée, s'opposer à la déflexion, pouvant être de plus en plus grande, de la tête. Ensuite, il dirigera avec de grandes précautions, selon sa position, ce menton, à l'une ou à l'autre extrémité des diamètres transverse ou oblique. Le plus souvent alors, l'occiput viendra se dégager, presque de lui-même, en avant. Il est de toute évidence que si le menton regarde en avant, combattre la déflexion de la tête et amener ce menton sous les pubis sera la règle à suivre, laquelle ne présentera aucune difficulté dans son exécution.

Dans l'excavation pelvienne. — Dans toutes les positions postérieures du sommet, le forceps sera appliqué perpendiculairement aux extrémités du diamètre bi-pariétal et la tête abaissée modérément, sur le plancher du bassin. Puis l'accoucheur, en surveillant attentivement la rotation du corps de l'enfant, tournera cette tête très-lentement par huitième de cercle, pour en dégager l'occiput sous les pubis, la courbure du bord des cuillers du forceps, regardant en arrière.

Dans les positions antérieures du sommet le forceps sera appliqué aux extrémités du diamètre bi-pariétal, le plus parallèlement possible à l'occipito-frontal. Alors pour la position gauche, comme pour la droite, les manches de l'instrument étant abaissés, la flexion de la tête sera opérée. Ensuite, ces mêmes manches, étant dirigés sous les pubis, selon l'axe de l'excavation, la rotation de la tête sera faite et il n'est pas besoin de dire que les temps d'engagement et de dégagement, de cette tête, suivront de près les deux premières manœuvres, qu'elle aura subies.

Je ne crois pas utile de m'arrêter à la position symphisienne.

Dans les positions transversales du sommet, le forceps sera appliqué, comme je l'ai dit pour ces présentations, au détroit supérieur. Mais avant toute traction sur l'instrument, la tige mobile étant en fonction, l'accoucheur devra faire tous ses efforts pour fléchir la tête, à l'aide de la main et en faire tourner ensuite l'occiput, sous les pubis. Dans le cas où la flexion de cette tête, serait impossible, il faudrait essayer de la tourner, très-lentement, en pleine excavation, pour en conduire ensuite l'occiput sous les pubis.

Présentation de la face. — La face offrant un commencement d'engagement dans l'excavation pelvienne, l'accoucheur devra agir sur elle comme je l'ai dit à l'occasion de son arrêt au détroit supérieur.

Application du forceps sur la tête de l'enfant dont le corps a franchi la vulve.

Face en haut. — La branche gauche sera appliquée à droite, courbure du bord de ses cuillers, regardant en bas, à l'extrémité du diamètre bi-pariétal de l'enfant. Dans ce but, l'extrémité digitale de cette branche, étant dirigée vers la partie interne de la cuisse gauche de la femme, la concavité du plat de sa cuiller glissant sur le milieu de la clavicule de l'enfant sera dirigée vers l'extrémité droite dudit diamètre bi-pariétal. Et la seconde branche du forceps, placée à l'opposé de la première, par le même procédé. Ces deux branches étant enfin articulées l'accoucheur devra conduire aussi lentement, qu'il le pourra et devra faire, la face de l'enfant dans la courbure du sacrum ; puis terminer à la main l'accouchement ainsi commencé, à moins qu'il ne préfère en achever la manœuvre à l'aide de son instrument. Dans le cas où l'occiput regardant en avant, la face serait dans la courbure du sacrum, l'application du forceps sera et devra être la même que précédemment, les cuillers en ayant été glissées sur le plan postérieur de l'enfant, au lieu de l'être sur l'antérieur.

Si le menton était arrêté au-dessus de l'angle promontoire et que l'accoucheur ne pût se dispenser d'avoir recours à son forceps pour le dégager, les branches de l'instrument seraient dirigées nécessairement, courbure du bord des cuillers en haut, sous le plan antérieur de l'enfant.

Observations recueillies depuis le 7 février, jusqu'au 10 juillet de l'année 1875.

PREMIÈRE OBSERVATION.

Dystocie par contraction spasmodique permanente du corps de l'utérus, avec rigidité du col de cet organe.

Le 7 du mois de février dernier, je fus appelé à cinq heures du matin, par mon honorable confrère M. le

Dr des Mesnards, pour lui prêter mon concours dans un accouchement qu'il n'avait pu terminer, par trois applications successives de forceps. Il s'agissait d'une primipare âgée de 23 ans, laquelle, ayant à peine dépassé le huitième mois de sa grossesse, était en travail d'accouchement. Chez elle, l'utérus dans un état de violente contraction spasmodique, presque permanente, offrait un col très-épais et très-rigide qui, bien que largement ouvert, ne se laissait pas franchir par la tête de l'enfant. Cette tête, presqu'en pleine excavation pelvienne, était en position occipito-pubienne.

La malade qui fait le sujet de la présente observation, atteinte depuis plus de 12 années de palpitations nerveuses de cœur, des plus violentes et incessantes, était très affaiblie. Très pâle, son visage prenait une teinte cyanosée, prononcée, dès qu'elle éprouvait la plus légère douleur pour accoucher. De plus, elle était en proie à une violente céphalalgie et très agitée. Son pouls marquait plus de 180 *pulsations.* à la minute. Enfin, en même temps qu'elle ressentait des mouvements tumultueux du cœur, elle éprouvait des suffocations effrayantes et se plaignait d'une douleur pongitive dans la région moyenne du sternum.

Je fus de l'avis de mon confrère : délivrer sa malade par le forceps, ne pouvait être différé. Dans ce but, je crus devoir faire usage de mon appareil à tractions lentes et continues. Tout se passa comme nous pouvions le désirer, mon confrère et moi, mais non sans un certain déploiement de force sur mon forceps. Cette dernière ne dépassa pas celle de 45 kilogrammes, cependant. En 10 ou 12 minutes la résistance de l'utérus ayant été vaincue, la malade fût délivrée de son enfant qui mort, depuis quelques heures, offrait tous les signes extérieurs d'une asphyxie des mieux accusées.

Après sa complète délivrance, la patiente fût placée dans son lit définitif, éprouvant un calme relatif. Son pouls avait perdu un peu de sa fréquence et pendant les cinq jours qui suivirent son accouchement, elle eût des suites de couches *très régulières*. Tout semblait donc nous faire espérer à mon collègue et à moi que notre patiente reviendrait, au moins, à son état de santé habituel; mais il n'en fût pas ainsi. Prise au troisième jour de son accouchement, d'une grippe très fatigante, elle éprouva une recrudescence de ses mouvements tumultueux du cœur. Ses suffocations et sa douleur précordiale lui revinrent et le 12 février à 4 heures du matin, la température atmosphérique s'étant subitement abaissée, d'une manière très sensible, elle rendit, pendant une violente suffocation, le dernier soupir, en s'écriant: J'étouffe, de l'air, de l'air...

Certes il n'y avait pas à se méprendre sur la cause de la mort de cette malade, à laquelle, mon confrère et moi, nous portions un vif intérêt. C'est ce que ne fit pas, cependant, un de nos collègues de la Rochelle. Aux prises lui-même avec un accouchement qu'il lui fallût faire terminer, *bien que des plus faciles*, par le Dr des Mesnards, il trouva l'occasion de dire: *Eh bien M. Pros avec son fameux appareil! du premier coup il a tué sa malade!...*

DEUXIÈME OBSERVATION.

Bassin vicié par obstruction à droite. Trois grossesses successives dont les deux premières furent terminées par la céphalotripie, et la troisième par la céphalotomie, aidée de tractions mécaniques. Présentation très élevée, au détroit supérieur, du sommet en position sacro-iliaque gauche. Excellentes suites de couches.

La femme G..... offrant un bassin vicié par obstruction, à droite, a eu presque sans interruption trois grossesses. Je dûs avoir recours au céphalotribe pour terminer les deux premières. A sa troisième, cette femme ayant voulu courir les chances de sa position, je ne pus la faire accoucher à huit mois. Du reste, il faut le dire, chez cette malade, le col de l'utérus à toutes ses grossesses fût toujours très élevé et porté très en arrière, à gauche du bassin. Se présentant en cinquième position du sommet, la tête de son enfant très obliquement placée, au détroit supérieur, dépassait de tout le front les pubis, au milieu et à droite. Après deux heures de douleurs très énergiques, chez la patiente, qui fait le sujet de la présente observation, la dilatation du col de l'utérus, étant complète et l'engagement de l'enfant reconnu impossible, je dus songer à intervenir. De l'aveu de trois très honorables confrères qui m'assistaient dans ce cas, si difficile, j'appliquai mon forceps aux extrémités du diamètre bi-pariétal de la tête de l'enfant, qu'il s'agissait d'extraire. Puis, ayant cherché vainement à placer cette tête en position transversale franche ou seulement moins oblique, je voulus l'abaisser en la soumettant à des tractions mécaniques. Ces tractions furent portées à plus de 70 kilogrammes. Pendant leur durée, sans que la tête s'engageât de plus de 2 ou 3 centimètres, il se formait un tel bombement du périnée avec distension de la vulve que l'on aurait pu croire à un accouchement prochain. Cette tumeur était formée par le renversement du vagin dont la muqueuse très épaissie était variqueuse au plus haut degré. Et tel en était l'aspect, que tout autre que mes confrères et moi, aurait pu la prendre par sa forme, son volume et sa coloration pour une tête d'enfant, sur le point de franchir la vulve. C'est à la formation de cette tumeur que je dus de ne pas prolonger, en les exagérant, mes tractions desquelles je n'avais rien à attendre qu'aprè avoir perforé, ce que je fis, le crâne de l'enfant, don je n'avais abaissé le sommet que de 3 centimètres, au plus. Bientôt la malade fût délivrée et placée dans son lit définitif.

Comme à la suite de ses deux premières couches, ma patiente se remit de eette dernière, sans avoir éprouv le plus léger accès de fièvre et sans avoir offert l moindre signe d'une lésion quelconque des organe intrà-pelviens.

Je fus assisté dans cette grave opération, non-seule ment par Mme Rudlin dont le sang-froid se montra à l hauteur de ses connaissances approfondies dans l'ar des accouchements, mais encore par trois de mes plu distingués confrères de la Rochelle : MM. les docteur Meyer, Barthe et des Mesnards ; leur concours auss dévoué que désintéressé, me fût bien utile. Je me per mets de leur en adresser une fois de plus, ici, l'expres sion de ma reconnaissance.

TROISIÈME OBSERVATION.

Bassin de 9 centimètres au maximum. Enfant mort-né à mois 20 jours. Procidence du cordon ombilical depuis heures. Tête augmentée de 24mm dans tous ses diamètre Ossification presque complète des sutures et des fontanelle Accouchement par l'emploi des tractions mécaniques. Ex cellentes suites de couches.

Le 15 du mois de mars dernier, Mme B..... mariée e secondes noces, d'un tempérament sanguin-lympha tique, de taille peu élevée, trapue et obèse, accouch d'un quatrième enfant du sexe masculin, dans des ci constances qui méritent d'être signalées. Mais auparavant, je dois dire que de son premier mari elle eût un garçon et une fille, lesquels l'un et l'autre, ne purent être mis au monde, privés de vie, que par le secours du forceps appliqué au détroit supérieur. Son troisième enfant qui était une fille, dût être extrait mort, comme les précédents, dans les mêmes conditions et par les mêmes moyens, mais avec des difficultés croissantes pour lui faire franchir le détroit supérieur. Le quatrième enfin, qui était un garçon, nécessita pour son extraction, l'emploi de tractions mécaniques par la méthode que je viens de faire connaître.

C'est à une heure du matin que je fus appelé par mon excellent confrère M. le Dr Mallet, médecin des hospices civils de la Rochelle, pour l'assister dans l'accouchement qui fait le sujet de cette étude. Déjà mon confrère qui s'était adjoint la maîtresse sage-femme de notre maternité, pour lui servir d'aide, avait fait sur la dame B..... de nombreuses applications de forceps; mais vaincu par la fatigue et regardant le cas au-dessus de ses forces physiques, il m'avait appelé pour que je fisse usage sur sa malade de mon appareil obstétrical. En face de la rude tâche qui m'incombait, je me mis à l'œuvre, non sans éprouver les plus vives inquiétudes. La situation dans laquelle se trouvait la patiente s'offrait pleine de dangers. Elle avait perdu beaucoup de sang et était très pâle, son pouls presque misérable et précipité, donnait la mesure de la grande prostration et du grand découragement dans lesquels elle était tombée. Elle présentait une procidence du cordon ombilical de son enfant, laquelle s'était produite à sept heures du soir précédent, au moment de l'échappement des eaux de l'amnios. Retenu au détroit supérieur l'enfant se présentait par le sommet avec une variété pariétale très prononcée, dans une position intermédiaire entre la transversale et la cotyloïdienne gauche.

N'ayant pas à ménager là face de cet enfant dont la mort remontait à quelques heures, j'appliquai d'abord les cuillers de mon forceps à chaque extrémité de son diamètre occipito-frontal et fis des tractions mécaniques assez énergiques. Elles n'amenèrent aucun engagement. Je me décidai alors à porter la cuiller femelle de mon instrument sous les pubis et la seconde à l'opposé. Prise par son diamètre bi-pariétal, je mis la tête saisie en position transversale franche et l'ayant attirée par une traction mécanique de la force de 60 kilogrammes environ, je pus lui faire franchir, assez promptement, le détroit supérieur et terminer rapidement, à la main, l'accouchement commencé, comme je viens de l'exposer.

Pour rendre plus complète la présente observation, qu'il me suffise de dire, que la malade eût des suites de couches, très heureuses.

QUATRIÈME OBSERVATION.

Dystocie par présentation de la face en quatrième position de Baudelocque, très-élevée dans l'excavation du grand bassin. Procidence du cordon ombilical depuis cinq heures. Accouchement par la méthode des tractions mécaniques. Succès pour la mère.

Dans le courant du mois d'avril dernier, je fus appelé auprès de la dame T... laquelle, en travail d'accouchement depuis plus de dix heures, avait subi, pendant trois heures au moins, de la part de deux de mes très honorables collègues de la Rochelle, de nombreuses applications de forceps, sans résultat.

Cette malade offrait une procidence de plus de 15 centimètres, du cordon ombilical de son enfant et ce dernier, en quatrième position de la face, était comme arrêté au-dessus de l'angle promontoire, lequel me parut être un peu plus saillant qu'à l'état normal. Ayant appliqué mon forceps aux extrêmités des diamètres bi-temporal et bi-pariétal de l'enfant, je plaçais sa tête en position transversale franche. Ensuite, avec le secours de mon appareil à tractions, je lui fis franchir le détroit supérieur, sans trop de difficulté. Cette première opération terminée, j'achevai à la main ce difficile accouchement, ayant transformé une quatrième position de la face, en une première du sommet.

Malheureusement l'enfant que je pus obtenir ainsi, en moins de dix minutes et sur lequel mes tractions avaient été peu énergiques, ne vînt au monde que pour y rendre le dernier soupir. Dans ce cas, la mort avait été provoquée par la procidence du cordon ombilical dont j'ai parlé en commençant.

Quant tout fût terminé, je demandai à ma patiente si je l'avais fait beaucoup souffrir, sa réponse fût celle-ci : oh ! non, car j'ai cru que vous me retiriez un morceau de velours du ventre, lorsque j'ai senti que vous m'accouchiez. Eh bien, lui dis-je alors, vous saurez, désormais, que la mécanique du vieux Pros est bonne à quelque chose. On avait fait croire à cette malade que je n'étais qu'un vieux ramolli, ne pouvant plus me passer pour faire mes accouchements, d'une machine avec laquelle je tuais les femmes.

CINQUIÈME OBSERVATION.

Dystocie par une présentation du sommet (variété cervico-occipitale) en troisième position de Baudelocque. Enfant offrant un développement très prononcé de la tête. Accouchement par la méthode des tractions mobiles et continues. Succès pour la mère et l'enfant.

Dans le courant du mois de juin dernier, je fus appelé à Périgny, par la sage-femme de cette localité, pour terminer un accouchement, chez une femme primipare, âgée de 35 ans, laquelle, en travail d'accouchement depuis trois jours, était à bout de forces et de courage. Cette malade dont l'utérus était tombé en inertie complète, portait un enfant s'offrant en présentation cervico-occipitale, bién positivement enclavée entre les pubis et l'angle promontoire dont la saillie était, je crois, un peu exagérée.

Tout d'abord, je cherchai et je fis très consciensieusement des efforts, dans ce but, à terminer l'accouchement par une application de forceps, avec tractions manuelles. Mais elles furent sans résultat. Inutile de dire qu'avant de commencer ces tractions, je n'avais pu, par exception, obtenir la plus légère accomodation de la tête de l'enfant avec le pourtour du détroit supérieur qu'il s'agissait de lui faire franchir. Ce fut alors que j'eus recours aux tractions mécaniques lesquelles mieux dirigées que les précédentes justifièrent la confiance que j'avais en elles. Ces tractions furent portées à 60 kilogrammes, environ.

Dans ce cas, tout se passa bien, autant pour l'enfant que pour la mère, laquelle eût des suites de couches très régulières.

SIXIÈME OBSERVATION.

Dystocie chez une primipare infiltrée et âgée de 37 ans. Excès de volume de la tête de l'enfant dont les diamètres étaient augmentés de 25mm. Ossification très-avancée des sutures et des fontanelles de cette tête. Naissance à dix mois. Tractions très-énergiques à l'aide de mon forceps et de sa barre supplémentaire. Succès complet pour la mère et l'enfant.

Dans le courant du mois de mai dernier, Madame M... qui fait le sujet de la présente observation, en travail d'accouchement, depuis quarante-huit heures, ayant la conscience de son impuissance à accoucher naturellement, me demanda de la délivrer par le forceps. Je m'y refusai, tout d'abord, la dilatation du col de l'utérus étant peu avancée. Cependant, cette malade qui déjà avait perdu les eaux, très-infiltrée, m'ayant présenté des signes précurseurs, non équivoques, d'une éclampsie sur le point d'éclater, je me mis en devoir de l'accoucher. L'ayant placée dans une position méthodique, en travers au pied de son lit, je cherchai, ce que je n'avais pu faire, jusqu'alors, à reconnaître la position de son enfant lequel n'avait subi aucun engagement, au détroit supérieur. Mais ce fut en vain. La tête de cet enfant qui remplissait tout le détroit supérieur ne m'offrit aucune trace de sutures ou fontanelles. Pareille constatation était bien faite pour me causer une anxiété d'autant plus grande que j'avais négligé par des raisons inutiles à dire ici, de poser la patiente sur mon cadre-lit. Mais toute temporisation m'étant défendue, je n'hésitai pas à porter mon forceps sur la tête de l'enfant dont l'existence me paraissait bien compromise, en même temps que je redoutais, pour sa mère, des convulsions éclamptiques. M'étant assis sur une chaise en face de ma malade, dont les pieds reposaient sur deux chaises placées à sa droite et à sa gauche et à toucher son lit, je pris un point d'appui des genoux sur ces mêmes chaises. De la sorte, je pus agir sur mon forceps avec une puissance d'une force exceptionnelle. Ayant fait mes tractions, d'abord dans la direction des axes du grand, puis dans celle du petit bassin et de la vulve, je pus enfin terminer un accouchement pour l'issue duquel j'avais eu les plus grandes appréhensions. L'enfant nouveau-né présentait un développement considérable ; son poids devait être de cinq kilogrammes environ et les dimensions de sa tête étaient, bien positivement, celles que j'ai dites au titre de la présente observation. Hors des organes maternels, cet enfant, ne tarda pas à jeter son premier cri et à jouir d'une santé parfaite. Les suites de couches de Madame M... furent relativement bonnes et vingt jours après sa délivrance, elle put quitter son lit.

SEPTIÈME OBSERVATION.

Accouchement in-extremis.

Je ne parlerais pas de cet accouchement, s'il n'y avait à en tirer un enseignement. Le ... du mois de juin dernier, je fus appelé, en toute hâte, à 5 heures du soir à donner mes soins à la dame D... qui, au terme de sa grossesse venait d'être prise, subitement, de vomissements incoërcibles. Sans fièvre et n'accusant aucune douleur à la pression épigastrique, je trouvai cette malade très inquiète sur son état. Pendant toute sa grossesse elle avait eu les plus tristes pressentiments, lui faisant croire qu'elle touchait à sa fin. M'ayant dit qu'elle ne ressentait plus son enfant depuis deux jours, qu'il était mort, je crus devoir m'en assurer par l'auscultation et le fait me parut très probable. Après avoir fait à ma malade quelques prescriptions appropriées à son état, qui ne me causait aucune inquiétude sérieuse, je la quittai.

Mais quelques heures après, son mari vint me dire qu'elle se mourait, qu'elle râlait. Ce n'était que trop vrai, quand je la revis, pour la seconde fois, tout annonçait, chez elle, un fatal dénouement. Elle était presque sans pouls, des sueurs froides inondaient tout son corps et effectivement elle râlait. Je fis demander de suite le concours de deux confrères pour m'assister, dans ce cas si grave. Après avoir constaté que chez la pauvre mourante le col de l'utérus était souple, bien qu'il fut très élevé, je le franchis pour percer avec l'ongle les membranes de l'œuf. Les eaux qui s'en écoulèrent étaient teintes de méconium. Ensuite, je courus chez moi, pour y prendre non seulement un forceps, mais encore tout ce qui pouvait m'être utile pour pratiquer l'opération césarienne, *post mortem*. Quand je revins auprès de la patiente, elle respirait encore ou plutôt elle râlait encore. Quoi qu'aucun de mes confrères demandés ne fut encore arrivé, je me mis en devoir d'agir, ayant pour aide la sage-femme ordinaire de la malade. Dans ce but, j'appliquai la première cuiller de mon forceps sur la tête de l'enfant dont je voulais opérer l'extraction. Cette tête était arrêtée au détroit supérieur, en position symphisienne du sommet. Comme j'allais placer la seconde branche de mon instrument, mon confrère Mallet arriva, puis M. Romieux, tous les deux ne purent qu'approuver ma détermination.

Mon forceps appliqué, je pus par d'énergiques tractions, à la main, terminer cet accouchement entrepris dans de si douloureuses et si difficiles conditions. Un quart d'heure après son entière délivrance, la dame D... dont l'utérus était revenu, très naturellement, sur lui-même, rendait le dernier soupir, nous laissant nous demander à mes confrères et à moi, quelle pouvait bien être la cause de sa mort.

L'enfant privé de vie qui fût extrait, dans ce cas, portait un enfoncement assez marqué de l'os frontal, causé par la saillie de l'angle promontoire sur lequel il avait été comme enclavé. Ce dernier fait est pour moi une preuve de plus que dans toutes les positions du sommet au détroit supérieur, l'accoucheur doit engager la tête de l'enfant, sinon, en position transversale franche, du moins, oblique. Cette manœuvre je l'ai exécutée, plusieurs fois, sans trop de difficultés.

HUITIÈME OBSERVATION.

Dystocie par excès de volume de la tête de l'enfant. Position transversale droite, au détroit supérieur avec variété frontale très prononcée. Accouchement terminé par la méthode des tractions continues. Plein succès pour la mère.

Dans le courant du mois de juillet dernier, je fus appelé auprès de la dame C.... qui, en travail d'accouchement depuis plus de douze heures, n'avait pu être délivrée par mon honorable confrère, M. Mallet ; à plusieurs reprises, il avait tenté de le faire par des applications de forceps qui n'avaient abouti qu'à produire des hémorrhagies très abondantes. Sans chercher à établir la source de ces hémorrhagies, qu'il me suffise de dire qu'elles avaient beaucoup affaibli la malade. Sachant son enfant mort, j'appliquai les cuillers de mon forceps à l'une et à l'autre extrêmité du diamètre occipito-frontal de ce dernier, mais je ne tardai pas à déplacer mon instrument sur lequel une traction de la force de 60 kilogrammes environ, était restée impuissante. Espérant mieux réussir en portant l'instrument aux extrémités du diamètre bi-pariétal, je le fis sans plus de succès que la première fois. Bien convaincu alors de ne pouvoir obtenir un bon résultat de toutes ces manœuvres, sans réduire le volume de la tête saisie, je me décidai à le faire, par l'action de l'écrou de la barre transverse de mon forceps. C'est ainsi que je pus achever un acouchement des plus laborieux, la tête de l'enfant un peu engagée au-dessous du détroit supérieur, s'étant présentée en position transversale avec variété frontale très-prononcée.

Cette tête extraite présentait une fracture laquelle partant de l'occipital à droite s'étendait au pariétal du même côté, et il fut facile de constater de plus, qu'elle n'offrait aucune trace de fontanelle et que les sutures en étaient ossifiées, presque dans toute leur étendue — mesurée à l'aide du compas de Baudelocque ; d'abord par mon confrère Mallet et moi et ensuite avec le concours de MM. les docteurs Lecarre et Barthe, il fut reconnu qu'elle offrait une augmentation de 2 centimètres dans tous ses diamètres — long de 60 centimètres l'enfant qui pesait 4 kilogrammes 500 grammes avait son diamètre bi-acromial augmenté de 3 à 4 centimètres.

Pour terminer la présente observation, je dois dire que la patiente qui en fait, en partie, le sujet, eût de très-bonnes suites de couches.

Aux observations qui précèdent je pourrais ajouter celles de deux accouchements laborieux, que j'ai pu terminer heureusement, autant pour les mères que pour les enfants, par de simples mais énergiques tractions manuelles. Je préfère, cependant, me borner à dire que dans ces deux cas, j'ai éprouvé le regret de n'avoir pas exécuté ces manœuvres, à l'aide de mon appareil obstétrical complet.

Si je ne me trompe, les conclusions qui vont suivre et que j'ai déjà publiées dans le *Bulletin de thérapeutique* du 30 avril dernier, ne seront pas déplacées à la fin de ce petit travail que je livre, en toute humilité, à la plus loyale critique de mes confrères. Cette critique je l'accepterai toujours avec reconnaissance et déférence, autant pour en profiter, que pour y répondre de mon mieux. Mais à celle qui me paraîtrait n'être qu'une réclame déguisée, j'opposerai le silence.

Voici ce que j'ai dit dans le *Bulletin de thérapeutique* du 30 avril de cette année :

Malgré l'étendue de tout ce qui précède, je crois devoir terminer par les conclusions suivantes et par une proposition qui méritera, peut-être, un jugement sévère de la part des accoucheurs qui ne voudraient pas reconnaître, que je ne me permets de la leur faire, que timidement.

CONCLUSIONS.

1° Toutes les fois que l'accoucheur fera usage de mon appareil obstétrical à tractions mobiles et continues, complet ou non, il trouvera en lui un auxiliaire puissant, très-maniable et d'une très-grande sûreté d'action ;

2° Dans tous les cas de présentation du sommet et de la face, et lorsque la tête du fœtus se trouve arrêtée au détroit supérieur ou dans l'excavation pelvienne, cette tête devra être saisie, autant que faire se pourra, par son diamètre bi-pariétal ou bi-temporal.

3° Avec le secours de mon appareil, il sera presque toujours possible, par une seule application de son forceps, d'amener l'occiput sous les pubis dans toutes les positions du sommet. Il en sera de même pour le menton, dans celles de la face.

4° Mon forceps, aidé de son appareil à tractions mobiles et continues, pourra être non-seulement le correctif du céphalotribe, dans certains cas de dystocie, mais encore lui être substitué toutes les fois qu'il y aura indication de recourir à ce dangereux instrument. Néanmoins, dans quelques cas, mon forceps pourra être remplacé par un autre semblable à lui, mais dont la concavité des cuillers serait presque effacée.

Tel est mon appareil obstétrical, dans son ensemble, qu'il permettra toujours à l'accoucheur d'imiter tous les temps à la faveur desquels la tête du fœtus peut être expulsée hors des organes maternels. Il fera exécuter à la partie de l'enfant saisie entre les cuillers de son forceps tout ou partie des quatre premiers temps de l'accouchement en général.

Dans les présentations du dos et même des épaules, l'accoucheur ne pourrait-il pas, le cas étant très-laborieux, à l'aide de mon forceps rotateur et à compressions graduées, se croire autorisé à faire évoluer l'enfant, pour faciliter son expulsion par l'extrémité pelvienne ?

La Rochelle. — Typ. A. Siret.

www.ingramcontent.com/pod-product-compliance
Ingram Content Group UK Ltd.
Pitfield, Milton Keynes, MK11 3LW, UK
UKHW012111240726
13965UKWH00004B/1702